DES INDICATIONS

DES

EAUX DE ROYAT

Le Dr Ch. CHAUVET

Médecin consultant aux eaux de Royat,
Ex-interne des hôpitaux,
Ex-chef de clinique à la Faculté de médecine de Lyon.

ASSOCIATION TYPOGRAPHIQUE

F. PLAN, rue de la Barre, 12.

1889

DES INDICATIONS

DES

EAUX DE ROYAT

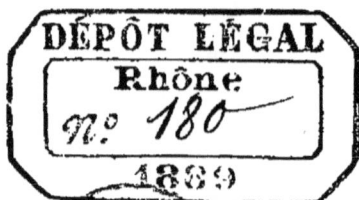
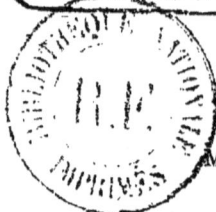
PAR

Le Dr Ch. CHAUVET

Médecin consultant aux eaux de Royat,
Ex-interne des hôpitaux,
Ex-chef de clinique à la Faculté de médecine de Lyon.

LYON

ASSOCIATION TYPOGRAPHIQUE

F. PLAN, rue de la Barre, 12.

—

1889

DES INDICATIONS

EAUX DE ROYAT

———

Le but de ce mémoire est de répondre aussi brièvement que possible à la question qu'on nous pose si souvent : Quels sont les malades que nous devons envoyer à Royat ? Quels sont ceux qui ne doivent pas y être adressés ?

Disons d'abord quelles sont les contre-indications. Elles sont de deux espèces : 1° Les contre-indications à un traitement hydro-minéral quelconque ; 2° les contre-indications spéciales a Royat. Les premières sont connues de tous : État aigu (rhumatisme, goutte, affections aiguës des organes). États cachectiques (affections cardiaques avancées, phthisie à la dernière période, cancer, etc., etc.). Enfin la grossesse — nous n'insistons pas. — Pour les contre-indications spéciales à Royat, nous ne pouvons énumérer les affections justiciables des autres stations thermales, ceci nous entraînerait trop loin. La liste des indications permettra de connaître les contre-indications.

Pour dresser cette liste, nous ne nous baserons pas sur des considérations théoriques tirées de la composition chimique de nos eaux, mais sur des observations *nombreuses*. En procédant autrement, nous arriverions à jeter le discrédit sur notre station. Nous voyons en effet, tous les ans, à Royat, des malades qui auraient dû être adressés à d'autres stations et que nous ne pouvons cependant pas renvoyer. Contre nos prévisions, ces malades partent enchantés de leur saison. Grâce au changement de vie, à l'exercice, à l'influence morale (je ne parle pas du traitement réduit au minimum), l'appétit revient, les forces reparaissent, etc. Faut-il en conclure que tous les malades de cette catégorie seront modifiés dans le même sens ? Évidemment non. Nous le répétons, *pour poser une indication, il ne suffit pas d'une ou de deux observations, mais du plus grand nombre possible.*

Dans les chapitres suivants nous rappellerons l'analyse chimique des eaux de Royat, nous indiquerons les procédés hydriatiques employés, enfin nous énumérerons les indications.

ANALYSE DES EAUX DE ROYAT

	Source EUGÉNIE	Source CÉSAR	Source ST-MART	Source ST-VICTOR
Température au griffon....	25° 5	29°	30°	20°
Bicarbonate de soude......	1.349	0.302	0.887	0.982
— potasse....	0.436	0.286	0.187	0.230
— chaux.....	1.000	0.686	0.953	1.021
— magnésie..	0.677	0.397	0.611	0.646
— fer........	0.040	0.025	0.043	0.056
Chlorure de sodium.......	1.728	0.766	1.682	1.649
— lithium.......	0.035	0.009	0.035	0.035
Arséniate de soude........	Traces	0.00083	0.00166	0.00457
Sulfate de soude..........	0.185	0.115	0.163	0.165
Phosphate de soude.......	0.018	0.014	0.607	Traces
Iodure et bromure de sodium.	Indices	Traces	Indices	Traces
Silice.....................	0.156	0.167	0.102	0.095
Alumine..................	Traces	Traces	Traces	Traces
Matières organiques.......	Indices	Indices	Indices	Indices
Gaz acide carbonique libre..	0.748	1.229	1.709	2.492
Gaz azote.	0.052	0.038	0.042	0.042
Gaz oxygène..............	0.011	0.009	0.098	0.008

Les eaux des quatre sources peuvent être prises en boisson. Elles sont généralement bien tolérées par l'estomac. Elles augmentent la sécrétion urinaire en entraînant chez les arthritiques l'élimination de sables ou de graviers d'acide urique. Vers le milieu de la cure survient le plus souvent une constipation légère qui cède facilement à une dose minime de sels purgatifs. Plus rarement il y a diarrhée qu'on peut mettre sur le compte d'un refroidissement ou du régime.

Bains et douches. — Les bains sont donnés 1° avec l'eau de la source Eugénie, 34° environ (35°,5 au griffon), soit à eau courante, par suite à température constante (le débit de 1,000 litres à la minute permet de le faire pour tous les bains), soit à eau dormante, soit enfin coupés avec de l'eau ordinaire (réchauffée ou non). La même source alimente une grande piscine. Dans ces bains, il y a légère congestion de la peau (élévation de la température cutanée, légère diminution de la température centrale). Le malade y éprouve un sentiment de bien-être. La circulation est un peu ralentie (4-10 pulsations). On voit quelquefois réapparaître des éruptions (érythème urticaire) anciennes, mais qui disparaissent rapidement.

2° Avec l'eau de la source César, 28°. Ce bain est donné plus court que le précédent. Le malade éprouve, en y entrant, une impression de froid assez vive. Quelques minutes après y être entré, en gardant l'immobilité la chaleur revient, la peau se congestionne et le malade en sort avec un sentiment de bien-être très grand ; même action sur la température, mais plus marquée.

3° *Bains acidulés*. — Donnés avec l'eau de la source Eugénie, ces bains sont traversés par un courant d'acide carbonique arrivant sous pression.

Dans chaque cabinet de bains de la source Eugénie sont installées des douches locales données avec la même eau.

L'eau de cette source peut être donnée en douche minérale à la température naturelle, elle sert aussi à alimenter les grandes douches chaudes (36°-45°), qui sont prises avec ou sans le bain.

A la suite des bains et des douches, on voit souvent réapparaître d'anciennes douleurs (sorte de poussée thermale) qui disparaissent spontanément.

Aspirations. — Dans les affections pulmonaires on fait respirer au malade des vapeurs d'eau minérale. Quatre salles sont disposées à cet effet. La température de ces salles n'est pas très élevée, 30° au maximum. Les premières aspirations seront de courte durée pour atteindre ultérieurement jusqu'à une heure. Le malade y respire plus facilement, l'expectoration y est plus aisée, il y a une légère transpiration. Pour éviter les congestions, soit pulmonaires, soit céphaliques, on fait suivre l'aspiration d'un bain de pieds chaud. Disons bien vite que la congestion pulmonaire est très légère et que les cas d'hémoptisie sont extrêmement rares. Un cas dans ma clientèle depuis huit ans.

Pulvérisations. — Employées dans les cas d'angine ou de laryngite.

Bains et douches d'acide carbonique. — Le gaz qui se dégage abondamment de nos sources est employé soit pour donner un bain de caisse, où la vapeur est remplacée par le gaz carbonique, soit en douches pharyngée, laryngée, soit enfin en inhalation dans certains cas de dyspnée. (Mémoire de Weil à l'Académie des sciences.)

Hydrothérapie. — Dans l'Établissement même se trouve une installation hydrothérapique complète et des mieux aménagée.

Enfin le *massage*, fait par des sujets expérimentés, et la *gymnastique*, peuvent être recommandés très utilement dans certains cas.

DES INDICATIONS

Indications générales.

La première indication est tirée de l'état général.

Les principales indications de Royat sont L'ANÉMIE *et* L'ARTHRITISME.

Anémie. — La plupart des sujets anémiques sont heureusement modifiés par une cure à Royat. On voit rapidement les forces revenir, les couleurs reparaître, l'essoufflement diminuer, les symptômes dyspeptiques et nerveux s'amender. Ces modifications doivent être mises sur le compte de l'eau ingérée et le plus souvent des bains ou de l'hydrothérapie (quand il n'y a pas contre-indication).

Il est évident qu'il faut par un traitement antérieur faire disparaître la cause de l'anémie (anémies par hémorrhagies pathologique ou physiologique, anémies par intoxications). Les anémies chez les sujets cachectiques ne seront nullement modifiées.

La *chloro-anémie* rentre dans la classe des anémies,

Arthritisme. — Les malades atteints d'affections de nature arthritique forment la plus grande partie de notre clientèle. Nos eaux alcalines, chlorurées, arsenicales et ferrugineuses répondent admirablement aux indications. Nous ne voulons pas répéter à propos de chacune des substances sus-nommées, ce que l'on a dit de leur emploi dans les manifestations de l'arthritisme. Le plus souvent le traitement consistera en boissons et traitement externe.

Nous réclamons spécialement *les arthritiques affaiblis anémiés*. Chez eux les modifications de l'état local et de l'état général marcheront parallèllement.

Les arthritiques robustes, sanguins, pléthoriques, retireront de meilleurs effets d'eaux alcalines plus fortes : Vichy-Vals.

Indications spéciales.

RHUMATISME AIGU. — Si dans la forme aiguë le traitement hydrominéral doit être rejeté bien loin au moment des accès, il n'en est pas de même dans l'intervalle au point de vue prophylactique. Nous avons vu avec beaucoup de nos collègues s'éloigner considérablement ces accès aigus après un traitement méthodique. Le malade ne pourra commencer un traitement que un ou deux mois au plus tôt après l'accès.

On pourra toujours nous objecter qu'il ne s'agit là que de pures coïncidences, c'est peut être exact quelques fois, mais le nombre des faits observés est trop grand pour qu'il en soit toujours ainsi.

RHUMATISME CHRONIQUE. — On voit après un traitement à Royat, s'éloigner les poussées aiguës, et surtout l'état général s'améliorer notablement. On note souvent une légère amélioration du côté des difformations produites par les attaques antérieures.

RHUMATISME MUSCULAIRE. — NÉVRALGIES. — Nous ne pouvons que répéter ce que nous avons dit à propos du rhumatisme aigu.

GOUTTE. — Le traitement de la goutte par les alcalins est une chose trop connue pour que nous insistions (action directe sur les sécrétions et aussi sur le système nerveux, neutralisation de l'acidité de l'urine, favorisant les combustions interstitielles, excitant les fonctions rénales et facilitant l'expulsion des déchets de l'économie). De toutes les bases alcalines, la plus efficace est la lithine que contiennent nos eaux en proportion notable.

Royat est en même temps reconstituant. Nous réclamons donc plus spécialement les cas de goutte atonique, chez les sujets ayant une tendance à l'anémie. On n'aura pas à craindre la cachexie alcaline que Trousseau redoutait chez ces malades. Dans l'intervalle des accès, une cure à Royat en préviendra le retour. dans les formes chronique elle empêchera l'accumulation d'incrustations uratiques, peut être même en facilitera la dissolution.

GRAVELLE. — La gravelle phosphatique ou alcaline ne doit pas être traitée par les eaux alcalines, seule la gravelle urique de beaucoup la plus fréquente, surtout chez les goutteux et les arthritiques est justiciable de ces eaux. Notons encore ici l'utilité de nos sources lithinées. Comme pour la goutte, Royat serait indiqué de préférence chez les sujets affaiblis et anémiés.

DIABÈTE. — Le diabète sucré mérite d'être cité parmi les affections heureusement modifiées par Royat. Sous l'influence du traitement on voit disparaître la plupart des symptômes : polydypsie, polyurie, anorexie, dyspepsie, diabétides. Le chiffre du sucre est toujours abaissé dans des proportions très notables, quelques fois même il disparaît.

Si les diabétiques forts, pléthoriques doivent s'adresser de préférence aux eaux alcalines fortes, de nombreuses observations montrent que les sujets affaiblis anémiques se trouvent mieux d'une station moins riche en alcalins mais contenant des principes reconstituants (fer, arsenic).

Martineau conseillait aux diabétiques arthritiques un traitement consistant en lithine et arseniate de soude et cela avec un succès remarquable. On aurait pu croire que la composition des eaux de Royat l'avait guidé dans cette association de médicaments. Une partie de nos observations se rapportent, en effet, à des arthritiques. Donc notre station réclame les diabétiques, anémiés et arthritiques.

MALADIES DES VOIES RESPIRATOIRES. — La réputation de Royat dans les affections des voies respiratoires date de longtemps. Parmi les affections les plus favorablement influencées nous citerons :

La disposition aux *coryzas aigus*, le *coryza chronique*.

La *laryngite catarrhale chronique* si fréquente chez les chanteurs, les orateurs, les prédicateurs, que l'on observe si souvent chez les arthritiques et dans les pays humides.

Parmi les affections pulmonaires, citons : la *susceptibilité bronchique*, la *congestion pulmonaire*, la *bronchite spasmodique*, l'*asthme*, le *catarrhe bronchique* (Voir notre mémoire sur les indications de Royat dans les affections pulmonaires).

Pour ce qui est de la phthisie, nous obtenons d'excellents résultats dans les cas pris au début, spécialement chez les arthritiques (rhumatisants ou goutteux). On a signalé aussi de bons résultats dans les cas de phthisie chez les diabétiques.

Remarquons en passant que le traitement ne cause jamais d'hémoptysie et que par sa situation peu élevée, nos malades ne sont pas sujets aux variations brusques de température.

A la période de ramollissement, le soulagement que l'on obtient quelquefois doit être mis sur le compte de l'hygiène, de la sédation de la toux produite par les inhalations (acide carbonique) de l'amélioration de la dyspepsie. Malgré cela les lésions ne sont nullement modifiées et l'affection tuberculeuse continue sa marche fatale.

MALADIE DES VOIES DIGESTIVES. — L'*angine catarrhale chronique*, l'*angine granuleuse* consécutive aux exercices exagérés de la voix, affections fréquentes chez les rhumatisants et les goutteux sont très heureusement modifiées par le traitement de Royat.

Dans l'immense variété des *dyspepsies*, Royat en réclame un certain nombre : la *dyspepsie des chloro anémiques*, des *anémiques* qui peut être la cause ou la conséquence de la maladie. Cette dyspepsie peut affecter soit la forme flatulente soit la forme gastralgique accompagnée d'anorexie, de perversion du goût, de répulsion pour certains aliments, d'éructations abondantes, quelquefois de vomissement, le plus souvent de constipation.

La *dyspepsie des goutteux* soit qu'elle tienne aux ingesta, soit qu'elle en soit indépendante par auto intoxication.

La *dyspepsie des rhumatisants* caractérisée par de la pesanteur, des douleurs, des palpitations, présentant des paroxysmes sous l'action du froid, de l'humidité, des variations atmosphériques.

La *dyspepsie des diabétiques* (trop grande quantité d'ingesta, uniformité de l'alimentation). La *dyspepsie des tuberculeux* à moins qu'il ne s'agisse de tuberculose stomacale ou intestinale.

La *lithiase biliaire*, si bien modifiée par Vichy, peut l'être aussi par Royat. L'état général et les autres accidents de l'arthritisme, seront le guide pour préférer une station à l'autre.

Les *hémorrhoïdes* sont une manifestation de l'arthritisme que nous observons très souvent à Royat. Leur modification est parallèle à celle de l'état général.

MALADIES DE LA PEAU. — Un certain nombre de maladies de la peau sont guéries, modifiées à Royat; leur récidive est prévenue. Parmi celles-ci, il faut placer, en première ligne, l'*eczéma*, l'*acné*, le *pytiriasis* (arthritides.)

Signalons enfin les *diabétides*.

MALADIES DU SYSTÈME NERVEUX. — Parmi celles-ci les névroses seules sont tributaires de Royat et encore dans de certaines limites. Ne sont modifiés par un traitement hydro-minéral que ces *états nerveux mal définis* le plus souvent et qui affectent une parenté assez étroite avec l'arthritisme. (Boinel, Thèse d'agrégation) : irritabilité, impressionnabilité, pleurs faciles, idées bizarres, agoraphobie, etc., etc., etc.

Les *migraines* deviennent plus rares, moins intense (amélioration des voies digestives, modifications de la nutrition générale).

MALADIES DES ORGANES DE LA CIRCULATION. — Un malade porteur d'une affection cardiaque compensée, supportera très bien le traitement de Royat.

Mon confrère Fredet affirme que les *variqueux* retirent toujours un bénéfice considérable du traitement balnéaire de Royat. Nous manquons d'observation sur ce sujet.

MALADIES DE L'UTÉRUS. — Les bains de César sont depuis longtemps utilisés dans les affections utérines, notamment la *métrite parenchymateuse* chronique et les arthritiques. Dans le cas d'*ulcération douloureuse du col*, des douches de gaz carbonique ont calmé les souffrances.

ROYAT CHEZ LES ENFANTS. — La plupart des affections, que nous venons de passer en revue sont rares chez les enfants. Nos eaux peuvent cependant rendre des services au point de vue prophylactique chez des enfants issus de goutteux ou de rhumatisants, chez les sujets lymphatiques avec troubles digestifs, manifestations dartreuses, susceptibilité bronchique ; enfin, dans les cas si fréquents d'anémie.

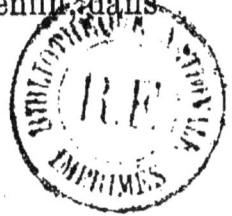